Lothar Gassmann / Reiner Wörz

CORONA

Wie die *Krise*
zur *Chance* werden kann!

Selbstverlag Dr. Lothar Gassmann

Lothar Gassmann / Reiner Wörz

CORONA
Wie die *Krise* zur *Chance* werden kann!

Inhalt

Corona – wie die *Krise* zur *Chance* werden kann![1]

Jesus Christus hat es vorausgesagt: *Am Ende der Tage werden Seuchen und Katastrophen jeder Art kommen*[2]. Es ist die Zeit, in der die Menschheit immer gottloser wird. Viele denken nur noch an sich selbst und an ihr Vergnügen. Unglaube, unbiblische Irrlehren und unchristliche Gesetze breiten sich aus.

Viele Christen fragen sich schon lange: *Wie lange wird Gott zu diesen Entwicklungen schweigen*? Wie lange lässt er sich die Lästerung Seines heiligen Namens und die Missachtung Seiner Gebote noch gefallen?

Hat jetzt Gottes Geduld ein Ende gefunden?

Das Jahr 2020 begann mit riesigen Bränden in Australien und furchtbaren Heuschreckenschwärmen in Afrika. Darauf folgte die weltweite Ausbreitung des Corona-Virus Covid-19.

Die Angst vor der Ausbreitung dieses sicherlich gefährlichen Virus hat fast auf der ganzen Erde zu Maßnahmen geführt, wie wir diese seit dem Zweiten Weltkrieg noch nie erlebt haben: Versammlungsverbot, Schulschließungen, Ausgangssperren, weitgehende Lahmlegung der Wirtschaft.

---

[1] Dieser Aufsatz geht auf eine Livestream-Predigt vom 29. März 2020 zurück, als die Corona-Pandemie fast weltweit das öffentliche Leben lahmlegte und eine gigantische Wirtschaftskrise auslöste.

[2] Die Bibel: Lukas-Evangelium Kapitel 21, Verse 9-11: *Wenn ihr aber von Kriegen und Unruhen hören werdet, so erschreckt nicht; denn dies muss zuvor geschehen; aber das Ende kommt nicht so bald. Dann sprach er zu ihnen: Ein Heidenvolk wird sich gegen das andere erheben und ein Königreich gegen das andere; und es wird hier und dort große Erdbeben geben, Hungersnöte und Seuchen; und Schrecknisse und große Zeichen vom Himmel werden sich einstellen.*

Mit dem Versammlungsverbot kam auch das Verbot von öffentlichen Gottesdiensten, was es selbst in Kriegszeiten in dieser Weise noch nie gab.

Corona – dieses Wort steht für eine in unserer Generation noch nie zuvor erlebte Krise! Zugleich halten es viele Christen für ein deutliches Reden Gottes in der Endzeit, für einen vielleicht letzten Ruf zur Umkehr. Auch ich sehe dies so.

Aber nun kommt die *gute* Nachricht: *Diese Krise kann auch zur Chance werden* – und zwar mindestens in dreifacher Weise:

1. Eine Chance für unser Volk und die Völker weltweit
2. Eine Chance für unsere Familien
3. Eine Chance für die Mission

1. Eine Chance für unser Volk und die Völker weltweit

Der heilige Gott spricht: *„Wenn Ich den Himmel verschließe, sodass es nicht regnet, oder den Heuschrecken gebiete, das Land abzufressen, oder wenn Ich eine Pest (Seuche) unter Mein Volk sende - und Mein Volk, über dem Mein Name ausgerufen worden ist, demütigt sich, und sie beten und suchen Mein Angesicht und kehren um von ihren bösen Wegen, so will Ich es vom Himmel her hören und ihre Sünden vergeben und ihr Land heilen. So sollen nun Meine Augen offen stehen und Meine Ohren achten auf das Gebet an diesem Ort.“*[3]

Das sagte Gott zum König Salomo ca. im Jahre 950 vor Christus bei der Einweihung des Tempels in Jerusalem. Diese Botschaft Gottes gilt aber zugleich für *jede* Zeit in der Geschichte, auch für uns heute!

---

[3] Die Bibel: 2. Chronik Kapitel 7, Verse 13-15.

Gott sendet Gerichte wie Dürre, Heuschrecken und Seuchen, damit die Menschen in sich gehen, über ihre falschen Wege nachdenken und zum lebendigen Gott umkehren. Tun sie das, dann wird Gott ihnen gnädig sein. Tun sie es nicht, dann setzt sich Gottes Gericht bis zum völligen Untergang fort.

Immer wieder hat Gott Propheten geschickt, die das Volk Israel zur Umkehr aufgerufen haben. Als Höhepunkt sandte Er Seinen Sohn Jesus Christus, der Sein Leben am Kreuz auf Golgatha zur Sühnung unserer Sünden hingab.

Jeder Mensch, der zu Gott umkehrt und Jesus Christus als Erlöser und Herrn im Glauben in sein Herz aufnimmt, wird gerettet. Wer aber Jesus Christus und Sein Erlösungswerk ablehnt, geht ewig verloren.

Auch heute erschallt der Ruf zur Umkehr mit Macht und Deutlichkeit. Kürzlich sagte mir ein Nachbar über den Zaun hinweg, von dem ich bisher nicht wusste, ob er gläubig war: „Das mit dieser Seuche hat Gott zugelassen, weil die Menschen nichts mehr von ihm wissen wollen." „Sehr wahr!", antwortete ich ihm.

Viele Menschen sind zurzeit am Nachdenken darüber, wie schnell das gewohnte Leben sich ändern kann und was wohl hinter den sich überstürzenden Krisen steckt. Verschwörungstheorien machen sich breit, die vielleicht ein Körnchen Wahrheit enthalten können, aber die man nicht blind übernehmen sollte – genauso wie man offizielle Meldungen in den Nachrichten kritisch verfolgen sollte.

Als Christen haben wir einen festen Maßstab, auf den wir uns verlassen können – und das ist die Bibel, das Wort Gottes. In der Bibel ist alles vorausgesagt, was wir jetzt in der Endzeit erleben. Und aus der Bibel erfahren wir, dass es noch schlimmer kommen wird, wenn die Siegel-, Posaunen-, Donner- und

Zornschalengerichte der Johannesoffenbarung über die Welt losbrechen.[4]

Aber sogar noch inmitten dieser allerletzten Gerichte ertönt der Ruf Gottes: *„Fürchtet Gott und gebt Ihm die Ehre, denn die Stunde Seines Gerichts ist gekommen; und betet den an, der den Himmel und die Erde und das Meer und die Wasserquellen gemacht hat!"*[5]

Werden die Menschen in unserem Land und in den anderen Ländern der Erde diesen Ruf noch hören? Auch die Politiker, Richter, Wirtschaftsführer und Journalisten, die unser Volk durch gottlose Politik, unchristliche Gesetze, Jagen nach immer mehr Geld und manipulative Berichterstattung an den Rand des Abgrunds geführt haben? Oder wird sich jetzt schon das Wort aus der Heiligen Schrift erfüllen:

„Und die übrigen Menschen, die durch diese Plagen nicht getötet wurden, taten doch nicht Buße über die Werke ihrer Hände, sodass sie nicht mehr die Dämonen und die Götzen aus Gold und Silber und Erz und Stein und Holz angebetet hätten, die weder sehen noch hören noch gehen können. Und sie taten nicht Buße, weder über ihre Mordtaten noch über ihre Zaubereien noch über ihre Unzucht noch über ihre Diebereien."[6]

Möge GOTT der HERR schenken, dass noch viele Menschen zu Ihm, dem lebendigen Gott der Bibel, umkehren und JESUS CHRISTUS, den Sohn Gottes, in ihr Herz aufnehmen!

Möge GOTT es schenken, dass die gottlosen Gesetze der letzten Monate, Jahre und Jahrzehnte aufgehoben werden, z.B. die fast völlige Freigabe der Abtreibung und aktiven Sterbehilfe in unserem Land, die Erlaubnis von Gotteslästerung, Pornographie, Drogenmissbrauch, Götzendienst, Okkultismus und

---

[4] Die Bibel: Offenbarung an Johannes, Kapitel 6-19.
[5] Die Bibel: Offenbarung Kapitel 14, Vers 7.
[6] Die Bibel: Offenbarung 9, Verse 20-21.

der sogenannten „Ehe für alle". Wird solches rückgängig gemacht, dann wird Gott unserem Land und Volk vielleicht noch einmal gnädig sein und Seine Gerichte zurückhalten!

Viele fordern inzwischen die (Wieder-)Einführung eines Buß- und Bettags für unser Land. Dem kann ich mich nur anschließen. Doch letztlich sollte *jeder* Tag unseres Lebens ein Tag der Buße und des Gebets sein!

Machen wir uns persönlich – jeder einzelne Mensch – bereit, jederzeit dem lebendigen Gott zu begegnen, indem wir unser Herz durch das Blut Jesu Christi reinigen lassen und Ihm im Glauben und Gehorsam nachfolgen.

2. Eine Chance für unsere Familien

Die Corona-Krise ist auch eine Chance für unsere Familien. Mancher wird sich fragen: „Warum?"

Nun, momentan[7], da ich dies schreibe, ist das öffentliche Leben fast völlig lahmgelegt. Die Menschen in vielen Ländern wurden von ihren Regierungen aufgefordert, zur Vermeidung von Ansteckung möglichst in ihren Wohnungen zu bleiben. Man darf fremde Menschen nur noch sehr eingeschränkt treffen und ist daher fast nur noch mit der eigenen Familie zusammen.

Einen solchen Zustand hatten wir noch nie! Was werden wir daraus machen?

Ich habe zu meiner Frau und zu unseren fast erwachsenen Kindern gesagt: „Schaut mal, das kann anstrengend werden, dauernd so dicht ohne Außenkontakte miteinander zusammen zu sein. Aber es kann auch eine Chance sein! Es hängt davon ab, wie wir damit umgehen."

---

[7] Im März 2020.

Die ersten Tage nur mit der Familie waren ungewohnt, aber auch ein gutes Übungsfeld für das Zusammenleben.

Als es einmal „krachte", haben wir einen Familienrat einberufen, gebetet und danach alle Probleme offen angesprochen. Jeder konnte sagen, was er verbessern wollte – und danach wurde es *wirklich* besser! Wir leben uns nicht auseinander, sondern wachsen als Familie noch mehr zusammen.

Das wünsche ich auch allen anderen Familien: Betet miteinander und redet miteinander! Arbeitet alle Fragen und Probleme auf, die vielleicht lange Zeit unter den Teppich gekehrt worden waren! Jetzt habt ihr als Familie viel Zeit, euch besser kennen und lieben zu lernen.

Was ist aber mit denen, die allein sind und keine Familie haben? Es wäre gut, wenn solche Menschen freundliche Ansprechpersonen kennen, mit denen sie in Kontakt stehen. Gerade in christlichen Gemeinden! Keiner soll einsam und verlassen sein.

Und wenn jemand erkrankt ist, wollen wir für ihn sorgen. Selbst falls man das Haus oder die Wohnung wegen Ansteckungsgefahr nicht betreten darf, kann man doch etwas Hilfreiches, z.B. Nahrung, Medikamente oder ein glaubensstärkendes Buch, vor die Tür stellen. Vergessen wir bitte unsere Alten und Kranken nicht!

Vor allem gilt: Lasst uns füreinander beten und unsere Gottesdienste nicht verlassen, auch wenn sie aufgrund von Versammlungsverboten zurzeit nur über Livestream, Telefon oder CD möglich sind. Die Stühle in den Gottesdiensträumen sind zwar leer, aber in Jesus Christus sind wir doch als Gemeinde alle miteinander verbunden.

3. Eine Chance für die Mission

Die Corona-Krise ist auch eine Chance für die Mission und Evangelisation. Nie sind die Menschen offener für das Evangelium als in Krisenzeiten. Jetzt haben wir eine Krisenzeit, wie sie seit dem Zweiten Weltkrieg noch nie dagewesen ist, mit Todesangst bei vielen Menschen und einer drastischen Einschränkung des persönlichen Lebens.

Viele Menschen fragen sich jetzt: *Wozu lebe ich überhaupt, wenn alles so schnell zusammenbricht? Wieso lässt Gott Seuchen und Katastrophen zu? Wohin komme ich nach dem Tod?*

Öffentliche Missionsveranstaltungen und Evangelisationen sind zwar zurzeit wegen des Versammlungsverbots nicht möglich. Was aber möglich und geboten ist, ist die Weitergabe der Frohen Botschaft von Jesus Christus von Mensch zu Mensch. Dies kann folgendermaßen geschehen: per Telefon oder Internet – und auch durch den Einwurf von guten christlichen Flyern in die Briefkästen in der Nachbarschaft und darüber hinaus.[8]

Die Menschen suchen nach Erklärungen und Orientierung – und wer sollte sie ihnen geben, wenn nicht wir Christen?!

Wir haben die Bibel, in welcher wir selber die lebenswichtigen Informationen finden – und diese dürfen wir an unsere Mitmenschen weiterreichen.

---

[8] Unsere Lukas-Schriftenmission zum Beispiel hat während der Corona-Krise einen Flyer mit dem Thema *„Hilfe bei Angst vor Corona"* herausgegeben, in dem ganz klar auf das ewige Leben durch Jesus Christus hingewiesen wird (der Text entspricht dem letzten Teil dieses Büchleins). Innerhalb weniger Tage wurden mehr als 100.000 Exemplare zum Verteilen bestellt. Bestellmöglichkeit: www.lukas-schriftenmission.de

Liebe Brüder und Schwestern: *Jetzt schweigt nicht, sondern redet! Gebt das Evangelium der Retterliebe Gottes in der Weise weiter, die zurzeit möglich ist.* Der HERR segne Euch dabei!

Zusammenfassung

Die gegenwärtige Corona-Krise ist eine Chance für unser Volk, für unsere Familien und für die Mission.

Für unser Volk, indem viele Menschen – und insbesondere auch die Personen in Verantwortung – sich erneut Gott zuwenden, ihn um Vergebung bitten und die gottlosen Gesetze ändern.

Für unsere Familien, indem wir wieder enger zusammenfinden und zusammenwachsen zu einer Gemeinschaft der Liebe.

Und für die Mission, indem wir die Menschen um uns her nicht vergessen, sondern ihnen gerade jetzt die Frohe Botschaft von der Rettung durch Jesus Christus weitersagen.

Gott segne und bewahre Euch!

Euer Lothar Gassmann
www.L-Gassmann.de

Corona-Pandemie – und was jetzt?
Versuch einer biblischen Orientierung[9]

1. Was ist nur los?

**Dramatische Nachrichten. Schockierende Bilder. Apoka-
lyptische Prognosen. Corona und Covid-19 haben uns fest
im Griff?**

Es gibt aber auch Berichte von selbstloser Hilfe, rührender
Besorgtheit, Liebe und Solidarität. Existenzielle Fragen, wie
die Beziehung zu Gott, werden in diesen Zeiten der Angst und
Existenzsorgen neu gestellt.

Einige Schlaglichter. So wird aus Israel berichtet:

> *Israelis wenden sich der Bibel zu. Immer mehr Menschen
> in Israel nehmen im Zuge der Corona-Krise die Bibel zur
> Hand. Die Angst bezüglich der Verbreitung des Coronavi-
> rus wächst auch in Israel, landesweite Einschränkungen
> und Ausgangssperren machen allen zu schaffen. Doch fin-
> den auch immer mehr Bibelstellen ihren Weg in den öffent-
> lichen Diskurs (Israel heute online am 22.3.2020).*

> *Dieb gibt wegen Coronavirus Beute zurück! Das
> Coronavirus hat einen Israeli zur Einsicht gebracht: Vor 15
> Jahren hatte er eine Ballistenkugel als Jugendlicher gestoh-
> len. Jetzt wollte er die 2.000 Jahre alte Waffe noch vor einer
> drohenden „Coronavirus-Apokalypse" zurückgeben. Laut
> der Tageszeitung „Ha'aretz" ist er durch die Vorstellung
> eines drohenden Untergangs durch die Corona-Pandemie
> so aufgewühlt gewesen, dass er sich zu dem Schritt ent-*

---

[9] Dieser Aufsatz geht auf eine Livestream-Bibelstunde am 25. März 2020
zurück, als die Corona-Pandemie das öffentliche Leben in Deutschland und
vielen anderen Ländern weitgehend lahmlegte

schlossen hatte. Er vermutete, dass durch das Coronavirus „das Ende der Welt nahe ist" (Israelnetz am 19.3.2020).

Aber auch in Europa bewegt sich etwas. So berichten Medien vom Krankenhauspersonal aus der Krisenregion Italiens, der Lombardei: Sie sind völlig erschöpft und am Ende ihrer Kräfte, haben oft tagelang kaum geschlafen und gegessen.

In diesem Ausnahmezustand der völlig überlasteten Intensivstationen müssen Ärzte triagieren, d.h. die Patienten in Gruppen einteilen und nicht selten vor allem älteren Patienten das rettende Bett mit Beatmungsgerät verweigern, da es für andere gebraucht wird. Meist ein sicheres Todesurteil.

Angesichts des seelischen Drucks, der Gewissensnot, nicht allen helfen zu können, des Leidens und des allgewärtigen Todes von vielen Covid 19-Infizierten haben nicht wenige wieder angefangen zu beten und sind zu Gott zurückgekehrt. Einer drückt es so aus: ***Ich bin glücklich, zu Gott zurückgekehrt zu sein, während ich vom Leiden und Tod [...] umgeben bin.***

In diesen ergreifenden Berichten kommt einiges von dem zum Ausdruck, was ich in diesen Pandemie-Tagen für wesentlich halte: Die Realität der Endlichkeit und des Todes, die Ohnmacht und Begrenztheit des Menschen, die Besinnung und Umkehr zu Gott, aber auch das gefasste Sterben im Glauben.

Corona hat uns fest im Griff. Die Stimmungen variieren von leichtfertiger Gelassenheit (*„nur eine Art Grippe"*) bis hin zu hysterischen Reaktionen (*„ganz katastrophal, die Welt wird danach eine andere sein"*). Es gibt aber auch kurios Komisches: Die Deutschen horten Klopapier und Nudeln, die Franzosen Rotwein und Kondome und die US-Amerikaner Waffen.

Auch Christen reagieren total unterschiedlich. Für die einen sind wir mitten in den Endzeitgerichten der Apokalypse, für die anderen in einer Fake-Veranstaltung, um demokratische Rechte abzubauen und einen totalitären Staat vorzubereiten - oder auch wahlweise den unvermeidlichen Finanzkollaps einer selbstgemachten Krise in die Schuhe schieben zu können. Viele, oft unseriöse, aber auch interessante Theorien werden meist im Online-Raum ventiliert.

Wieder andere beziehen aus dem heilsgeschichtlichen Zusammenhang gerissene Bibelstellen so für sich, dass sie notwendige Schutzmaßnahmen verweigern, da Gott sie ja vor Ansteckung und Krankheit schützt. Auch in Israel gab es zum Teil unter Orthodoxen, bevor die Rabbis eingriffen, das Motto: *Gott ist mein Gegenmittel! (Israel heute online am 19.3.2020).*

Eine weitere Gruppe meint, gegen das Versammlungsverbot verstoßen zu müssen, da der Staat mit dem Verbot von Gottesdiensten und Gebetsversammlungen ja eine Art Christenverfolgung praktiziert und jetzt für sie das Widerstandsrecht gilt: *Man muss Gott mehr gehorchen als den Menschen (Apostelgeschichte 5,29).*

Manche haben sich von der Gemeinde mit den Worten verabschiedet: *„Wir sehen uns erst droben wieder"* - im Glauben, dass es keine Versammlungen mehr auf Erden gibt.

Die einen sprechen vom gerechten Gericht Gottes über eine gottlose Menschheit, die anderen vom priesterlichen, betenden Eintreten für die leidgeprüfte und geängstigte Welt. Manche von beidem.

Viel Verwirrung! Viel Emotionalität! Oft, Gott sei es geklagt, wenig Nüchternheit, Biblisch-Sachliches! Aber was sagt die Bibel eigentlich dazu?

Wir sollten bei der biblischen Betrachtungsweise das beherzigen, was auf der medizinisch-weltlichen Ebene z.B. Prof. Harald Walach so formuliert:

„Das Wichtigste, was wir jetzt brauchen, ist: raus aus dem Panikmodus. Das Nächste ist, sich die Fakten aus einer gewis-

sen Distanz und mit etwas Nüchternheit anzusehen. Was macht diese Corona-Virus Pandemie? Wie gefährlich, wie tödlich ist sie? Für wen? Wie lange?

(https://harald-walach.de/2020/03/22/abstand-zur-panik-fakten-reflexionen-gedanken-zur-covid-19-pandemie/).

Nachdem wir Schlaglichter auf die Frage **„Was ist los?"** geworfen haben, wollen wir jetzt drei weiteren Fragen nachgehen: **Wo stehen wir? Was sollen wir tun? Was gilt?**

2. Wo stehen wir? Und wo sind wir noch nicht?

Ganz generell gesehen, leben wir nach dem biblischen Zeugnis in der Endzeit, aber noch nicht in der Letztzeit. Was ist der Unterschied?

- *Endzeit* ist die Zeit, seitdem Juden aus allen Völkern nach Israel zurückkehren bis zur sichtbaren Wiederkunft Jesu in Herrlichkeit. Hesekiel 38,8 spricht vom *Ende der Jahre*. Es ist die Zeit seit der ersten Einwanderungswelle (Alija) nach Israel 1882.
- *Letztzeit* umfasst die letzten sieben Jahre der antichristlichen Herrschaftszeit. Diese Zeit wird uns prophetisch vor allem in der Offenbarung ab Kapitel 4 geschildert. Bis zur Wiederkunft des Herrn mit seiner zuvor[10] zu ihm entrückten Gemeinde als Reiter auf einem Schimmel (Offenbarung 19), werden Siegel-, Posaunen und Zornschalengerichte ebenso geschildert, wie das Wirken der fleischlichen Arme des Bösen, des Antichristen (Offb. 13) und der religiösen, aber doch gottlosen Hure Babylon (Offb. 17).

---

[10] Vor oder während der 7-jährigen Drangsalszeit (L.G.).

Nach meinem Verständnis leben wir somit in der Endzeit, aber noch nicht in der antichristlichen Letztzeit. Deshalb sind Aussagen wie *„Das sind die und die Siegel- oder Posaunengerichte"* usw. unzutreffend, da wir so weit noch nicht sind. Wir befinden uns erst in der Zeit des Bereitens der letztzeitlichen Bühne. Das *Rom* von Daniel 2 und 7 und der *Cäsar* von Offb. 13 sind noch nicht erschienen bzw. erst im Werden.

End- und Letztzeit werden in der Bibel auch mit **Geburtswehen**[11] verglichen, die ja bekanntermaßen immer heftiger und in immer kürzeren Abständen kommen. Alles steigert sich und kommt in immer schnellerer Abfolge, bis das Kind geboren ist.

Das Ziel ist die *Geburt* einer neuen Welt und eines neugewordenen Israel. Die *Austreibungsphase* mit den *Presswehen* könnte man in den Gerichten der Apokalypse sehen. Noch sind wir aber bei den *Senkwehen*: Alles wird in die Ausgangsposition gebracht, um dann rasch ablaufen zu können.

Jesus prophezeit in seiner Endzeitrede für diese Zeit: ***Lukas 21,8-11:*** *Er aber sprach: Seht zu, dass ihr nicht verführt werdet! Denn viele werden unter meinem Namen kommen und sagen: Ich bin's, und die Zeit ist nahe gekommen. Geht ihnen nicht nach! Wenn ihr aber von Kriegen und Empörungen hören werdet, so erschreckt nicht! Denn dies muss vorher geschehen, aber das Ende ist nicht sogleich da. Dann sprach er zu ihnen: Es wird sich Nation gegen Nation erheben und Königreich gegen Königreich; und es werden große Erdbeben sein und an verschiedenen Orten Hungersnöte und Seuchen; auch Schrecknisse und große Zeichen vom Himmel wird es geben.*

Dann lesen wir in Lukas 21,12-27 über Ereignisse der Letztzeit wie Juden- und Christenverfolgung, die Belagerung von Jerusalem (vgl. Sacharja 14 und Offenbarung 11) und von Himmelszeichen:

---

[11] Matthäus 24,8.

*... Und es werden Zeichen sein an Sonne und Mond und Sternen und auf der Erde Angst der Nationen in Ratlosigkeit bei brausendem und wogendem Meer, während die Menschen verschmachten vor Furcht und Erwartung der Dinge, die über den Erdkreis kommen, denn die Kräfte der Himmel werden erschüttert werden Und dann werden sie den Sohn des Menschen kommen sehen in einer Wolke mit Macht und großer Herrlichkeit. Wenn aber diese Dinge **anfangen** zu geschehen, so blickt auf und hebt eure Häupter empor, weil eure Erlösung naht.*

Zum Anfang der Wehen gehören *Kriege, Kriegsnachrichten, Empörungen Hungersnöte, Seuchen, Erdbeben und Himmelszeichen*. So ist es nicht verwunderlich, dass gerade in dieser Zeit die ersten und bisher einzigen beiden Weltkriege stattgefunden haben.

Seit 1882 hat es vielfach Aufstände, Revolutionen, Unfrieden, Chaos und Unordnung gegeben. Mit über 50 Revolutionen bezeichnet man das 20. und 21. Jahrhundert als Zeitalter der Revolutionen. Seit 1882 ereigneten sich auch etliche große Hungersnöte, z.B. beim *„Großen Schritt nach vorne"* unter Mao Tse Tung von 1958-62 in China, der ca. 43 Millionen Menschen den Hungertod brachte.

Das 20. Jahrhundert. ist das Jahrhundert des chronischen Hungers. Noch heute leiden ca. 1 Milliarde Menschen weltweit unter Hunger!

Seit 1882 zählen wir ca. 155 schwere Erdbeben. Denken wir nur an das Seebeben mit Tsunami in Indonesien 2004 mit ca. 230.000 und 2010 in Haiti mit über 300.000 Toten!

Der Herr nennt aber auch als Zeichen seiner nahen Wiederkunft *Seuchen.* **Da wäre auch die Corona-Pandemie einzuordnen.** Tatsächlich gab und gibt es immer wieder verschiedene Seuchen, die zum Teil Millionen Menschen das Leben gekostet haben. Z.B. die Spanische Grippe mit geschätzt 50 bis 100 Millionen Toten oder Aids mit ca. bisher 36 Millionen Toten. Noch in den 1950er Jahren zählte man ca. 50 Millionen Pockenerkrankte, von denen viele gestorben sind.

Wie schwer ist die Corona-Pandemie tatsächlich? Wer muss besonders geschützt werden? Wie lange kann man die Wirtschaft und das öffentliche Leben heruntergefahren lassen, ohne dass die Schäden unverhältnismäßig groß werden? Kommt es auch noch zu einem Wirtschaftskollaps oder Finanzinfarkt?

Das sind Fragen, die zum Teil kontrovers diskutiert werden. Es ist wie bei einer Weltmeisterschaft im Fußball: Plötzlich haben wir Millionen von *Bundestrainern*, die selbstverständlich alles anders und in jedem Fall besser gemacht hätten.

So hat man den Eindruck, dass es plötzlich viele Wirtschaftsfachleute, Epidemio- und Virologen gibt. Bitte, wir müssen unseren Verstand einschalten und selbst überlegen, dürfen aber vor allem Gott zutrauen, dass er unsere Gebete erhört und den Entscheidungsträgern und Fachleuten Weisheit gibt, das Richtige zu tun. Auch das ist gelebter Glaube und Gottvertrauen!

Experten sollten wir aber im Verbreiten der Hoffnung sein. Wir wissen doch: Da sitzt noch jemand im Regiment, der alle Macht im Himmel und auf Erden hat. Ein barmherziger und gnädiger Gott, der es liebt, angerufen zu werden und sich zu erbarmen! Gerade in schweren Zeiten ist es wichtig, ihm zu vertrauen, auch wenn wir nicht alles verstehen.

Jesus Christus redet in diesen Tagen zu uns Menschen, indem er vieles anhält. Er unterbindet das hektische, unruhige Treiben und nimmt uns in *Isolationshaft*, um mit uns zu reden.

Ein Finanzmarktexperte spricht von der *Zwangspause als riesiger Chance, sich auf das Wesentliche zu besinnen.* Ex-Finanzminister Theo Waigel spricht in einem Interview mit der

"Welt" (25.3.2020) davon, dass man mit der Einsamkeit fertig werden muss; schließlich *stehe jeder für sich vor Gott.*

Eigentlich ein Gnadenakt! Eine Chance, zu Gott umzukehren und nach Seinem Wort zu leben! Eine Chance, Jesus Christus ins Herz zu lassen und die Hoffnung auf den zu setzen, der spricht: *Sucht mich und lebt! (Amos 5,5).*

Wie viele Jahre wir noch vom Finale der Weltgeschichte entfernt sind, weiß ich nicht. Es kann alles sehr schnell gehen, es kann sich aber auch hinziehen.

Gerade die Wiederkunfts-Gleichnisse Jesu (Matthäus 25) zeigen uns, dass es länger dauern kann als viele meinen, lies z.B. Matthäus. 25,5: *„Als nun der Bräutigam auf sich warten ließ, wurden sie alle schläfrig und schliefen ein."*

Bitte, geben wir nicht ständig *Fehlalarm*! **Der größte Feind des Alarms ist der Fehlalarm**, weil dann, wenn es wirklich ernst wird, alles schläft und niemand mehr hören will!

In meiner Schulzeit ertönten von der Brandmeldeanlage viele Fehlalarme, was dazu führte, dass beim Heulen der Alarmsirenen mit der Zeit kaum noch jemand reagierte, geschweige denn sich in Sicherheit brachte.

Warnt uns der Apostel Petrus nicht, dass *Spötter* in der Endzeit auftreten, die fragen: *Wo ist die Verheißung seiner Ankunft?* (2. Petrus 3,3 f.). Warum? Vielleicht auch, weil Christen immer wieder Alarm blasen, obwohl es noch nicht so weit ist.

Wo stehen wir? Viele der vom Herrn genannten Zeichen sind bereits eingetreten, wenige stehen noch aus. **So gilt: Die Wiederkunft Jesu Christi ist nahe.** Wie nahe, wissen wir nicht, aber die Zeichen der Endzeit sind deutlich!

Das sollte auch für uns Konsequenzen haben! Bildlich gesprochen, hat die Titanic einen weiteren treibenden Eisblock getroffen, der das ganze Schiff durchschüttelt und vielen einen gehörigen Schrecken bereitet. Aber nach dem Schock werden die Schäden behoben und die Party geht mit noch größerer Intensität weiter. Volle Pulle voraus … - bis zum Untergang am Eisberg.

Meine Befürchtung: Es werden sich auch diesmal durch das Reden Gottes in der Krise nur wenige warnen lassen. Nach Aufhebung gehen die Exzesse auf den Finanzmärkten und in der Gesellschaft mit noch größerer Intensität weiter.

3. Was sollen wir tun? Und was nicht?

Wir sollten <u>nicht</u> …

- … Panik, Weltuntergangs- und Katastrophenszenarien verbreiten, sondern Hoffnung und Zuversicht, weil Jesus Christus der Herr ist, ohne den Ernst der Situation zu verschweigen.

- … so viel vom Gericht Gottes reden, sondern von der Chance, sich auf das Wesentliche, auf Ihn, neu einzulassen und sich bei Ihm zu bergen. Von selber ergibt sich dann für den, der sich darauf einlässt, die Konsequenz, dass Gott auch durch *Nöte* redet. Wir sind Botschafter an Christi statt und nicht Gerichtsprediger im Stil eines alttestamentlichen Propheten. Der Herr und die Apostel sprechen auch vom kommenden Gericht und wir sollten es auch tun, aber nicht vorrangig, sondern das Evangelium mit der Frohen Botschaft verkünden: *Denn so hat Gott die Welt geliebt, dass er seinen eingeborenen Sohn gab, damit jeder, der an ihn glaubt, nicht verloren geht, sondern ewiges Leben hat. Denn Gott hat seinen Sohn nicht in die Welt gesandt, dass er die Welt richte, sondern dass die Welt durch ihn errettet werde (Johannes 3,16 f.).*

- … irgendwelche Theorien über geheime Pläne verbreiten, die niemand recht prüfen kann, sondern vielmehr die feste biblische Botschaft vom Heil durch Umkehr. Peter Hahne wünschte sich zu Weihnachten eine *Botschaft der Zuversicht von den Kanzeln. Denn der Weihnachtsengel verkündete „große Freude", nicht große Probleme!* Das gilt auch jetzt!

- … zu den ständigen Nörglern und Kritikern gehören, die alles besser wissen, sondern zu denen, die vor Gott als Priester für eine schuldige Welt einstehen. In dem Wissen, dass Regierende und Entscheider auch vom Geist des Widersachers missbraucht werden, um seine Pläne umzusetzen. Nur Gebet zum Herrn der Herren kann den kosmischen Finsternis- und Chaosmächten wehren, nicht der Kampf wider *Fleisch und Blut* (Epheser 6,10 ff.).

Wir sollten …

- … als Christen vorbildlich und gehorsam sein. Auch dann, wenn wir manches anders sehen oder anders handeln würden. Solange wir nicht gegen Gottes Gebote verstoßen oder ihn verleugnen müssen, haben wir uns der staatlichen Gewalt unterzuordnen (Römer 13).

- … umso treuer und konsequenter unseren Weg gehen. Petrus mahnt: *Es wird aber der Tag des Herrn kommen [...] Da dies alles so aufgelöst wird, was für Leute müsst ihr dann sein in heiligem Wandel und Gottseligkeit [...] (1. Petrus 3,10 f.).*

- … besonders treu im Gebet für die Gemeinde Gottes und ihre Leiter, ja, für alle Menschen einstehen. Gerade dieses Gebet und das Gebet für die politischen Verantwortungsträger wird uns von den Aposteln als vorrangig und besonders wichtig ans Herz gelegt, ja, geboten (1. Timotheus 2,1 ff., 1. Petrus 2,13 ff.).

- … in unserer Umgebung offene Augen für die Not anderer haben. So wird von den Christen der Alten Kirche berichtet, dass sie ausgestoßene Pestinfizierte, trotz Ansteckungsgefahr, aufgenommen und liebevoll gepflegt haben. So etwas gibt es auch heute: „Die Welt" berichtet in ihrer Ausgabe vom 25.3.2020 davon, dass Pater Giuseppe Berardelli, 72-jährig, zugunsten eines Jüngeren auf einen Intensivplatz mit künstlicher Beatmung in einer Klinik in Italien verzichtete. Er ist kurze Zeit später an Covid-19 gestorben.

- … uns auf den Herrn freuen, dem es mit riesigen Schritten Ihm entgegen geht. Er spricht: *Wenn aber diese Dinge anfangen zu geschehen, so blickt auf und hebt eure Häupter empor, weil eure Erlösung naht (Lukas 21,28).*

- … für Israel und die messianischen Gemeinden im Gebet einstehen. Auch in Israel selbst wird gebetet. Die Internationale Christliche Botschaft berichtet: *Am Mittwoch [25.3.2020 – der Verf.] haben rund 500.000 Menschen weltweit an einem im Internet live übertragenen Gebet teilgenommen. Israels Oberrabbiner Jitzhak Josef und David Lau hatten gemeinsam mit anderen prominenten Rabbinern zum Gebet und Fasten gegen die Ausbreitung des Coronavirus und für die Genesung der Erkrankten aufgerufen* (ICEJ-Nachrichten, 26. März 2020). Mich würde es nicht wundern, wenn es am Ende, wie im Mittelalter bei der Pest, heißt: *Die Juden sind schuld!* Vor allem dann, wenn Israel durch die schnellen Maßnahmen der Regierung Netanyahu gut durch die Krise kommt. Ansätze gibt es bereits. So meldeten Agenturen: *Islamisten halten das Coronavirus für eine „zionistisch-amerikanische Verschwörung"* (Audiatoronline am 18.3.2020). Furchtbar!

4. Was gilt?

Zunächst einmal das, was eine im Alter fortgeschrittene Seniorin in Stuttgart in einem Interview auf die Frage des Fernsehjournalisten, ob sie keine Angst vor dem Corona-Virus habe, antwortete: *„Mindestens hunderte Mal steht in der Bibel 'Fürchte dich nicht`, darauf kann man sich verlassen."* Recht hat sie!

So spricht der Herr: *„**Fürchte dich nicht**, du kleine Herde! Denn es hat eurem Vater wohlgefallen, euch das Reich zu geben"* (Lukas 12,32) und *„**Fürchte dich nicht**, denn ich habe dich erlöst! Ich habe dich bei deinem Namen gerufen, du bist mein"* (Jesaja 43,1).

Auch dem Heerführer Josua spricht der Herr zu, als es gegen einen übermächtigen Feind geht, gegen den man menschlich betrachtet nur untergehen kann:

*„**Sei stark und mutig!** [...] **Nur sei recht stark und mutig**, dass du darauf achtest, nach dem ganzen Gesetz zu handeln, das mein Knecht Mose dir geboten hat! Weiche nicht davon ab, weder zur Rechten noch zur Linken, damit du überall Erfolg hast, wo immer du gehst! Dieses Buch des Gesetzes soll nicht von deinem Mund weichen, und du sollst Tag und Nacht darüber nachsinnen, damit du darauf achtest, nach alledem zu handeln, was darin geschrieben ist; denn dann wirst du auf deinen Wegen zum Ziel gelangen, und dann wirst du Erfolg haben. Habe ich dir nicht geboten: Sei stark und mutig? **Erschrick nicht und fürchte dich nicht**! Denn mit dir ist der HERR, dein Gott, wo immer du gehst"* (Josua 1,6 ff.).

ER kommt! Wenn wir das wirklich glauben, hat das Konsequenzen! Dann ist plötzlich alles ganz anders! Dann bringt uns das in Bewegung zu Jesus hin!

Jetzt gilt: *Bereit sein* und *zukunftsorientiert leben!* Wer so lebt, kann auch beruhigt sterben: *Leben wir, so leben wir dem Herrn; sterben wir, so sterben wir dem Herrn. Darum: wir leben oder sterben, so sind wir des Herrn (Römer 14,8).*

Bereit sein, heißt: alles geklärt zu haben, wie ein Auswanderer in *Gods own country* (USA) im 18. Jahrhundert. Er verlässt die alte Heimat und geht über den großen Teich! Er hat alles vorher geklärt (Koffer gepackt, Einreisebestimmungen erfüllt, sich um ein Aufenthaltsrecht gekümmert, Schulden bezahlt …).

Kurzum, in der alten Welt wurde alles geordnet - und für die neue Welt ist man ausgerüstet und vorbereitet. Je näher der Ausreisezeitpunkt kommt, desto mehr bemüht er sich, letzte Dinge zu klären, letzte Hindernisse zu beseitigen. Am Ende sitzt er auf gepackten Koffern und ist reisebereit.

Sind wir bereit? Haben wir die Vergangenheit mit Jesus durch sein Blut am Kreuz geklärt? Leben wir in der Gegenwart mit dem Auferstandenen? Dann ist unsere Zukunft auch durch den Wiederkommenden gesichert! Er spricht:

In der Welt habt ihr Bedrängnis; aber seid guten Mutes, ich habe die Welt überwunden (Johannes 16,33) und: *Euer Herz werde nicht bestürzt. Vertraut Gott, vertraut auch mir! Im Hause meines Vaters sind viele Wohnungen. Wenn es nicht so wäre, würde ich euch gesagt haben: Ich gehe hin, euch eine Stätte zu bereiten? Und wenn ich hingehe und euch eine Stätte bereite, so komme ich wieder und werde euch zu mir nehmen, damit auch ihr seid, wo ich bin (Johannes 14,1 ff.).*

Gott der HERR segne Sie!

Reiner Wörz

Wo finde ich *Hilfe* bei Angst vor *Corona*?[12]

Hier möchte ich Ihnen kurz erklären, warum ich keine Angst vor dem Corona-Virus und anderen Seuchen habe und wo ich Hilfe erfahre.

Ich bin inzwischen über 60 Jahre alt und gehöre somit zur besonders gefährdeten Risikogruppe. Trotzdem habe ich keine Angst vor Corona.

„Warum nicht?", werden Sie fragen.

Nun, natürlich bin ich vorsichtig und tue ich wie jeder vernünftige Mensch alles, um mich und andere nicht anzustecken! Ich beachte Hygienevorschriften, wasche mir die Hände, halte gewissen Abstand usw. Das empfehle ich auch Ihnen unbedingt!

Was aber, wenn ich trotzdem „Corona" bekomme?

Dann weiß ich: Mein Leben liegt in GOTTES Hand! Ich sterbe keinen Tag früher, als GOTT es zulässt. In GOTTES Hand liegt es, ob ich wieder gesund werde oder ob Er mich heimruft in den Himmel zur ewigen Gemeinschaft mit Ihm.

Über den Himmel lesen wir in der Bibel: *„GOTT wird alle Tränen abwischen von ihren Augen, und der Tod wird nicht mehr sein, weder Leid noch Klagegeschrei noch Schmerz wird mehr sein; denn das Erste ist vergangen."[13]*

JESUS CHRISTUS, Gottes Sohn sagt: *„In der Welt habt ihr Angst. Aber seid getrost: ICH habe die Welt überwunden."[14]*

---

[12] Dieser Text ist auch gratis als Flyer zum Verteilen erhältlich: www.lukas-schriftenmission.com
[13] Die Bibel: Offenbarung Kapitel 21, Vers 4.
[14] Die Bibel: Johannesevangelium Kapitel 16, Vers 33.

Als ich 18 Jahre alt war, traf ich eine bewusste Entscheidung für JESUS CHRISTUS. Ich bat Ihn, mir alle meine Schuld und Sünden zu vergeben und als HERR in mein Leben zu kommen.

Seither wohnt JESUS CHRISTUS durch Seinen Heiligen Geist in mir und ich bin Sein Kind. Tag für Tag folge ich Ihm nach und diene Ihm.

Er hält mich fest an Seiner Hand und hat versprochen, mich ans Ziel Seiner himmlischen Herrlichkeit zu bringen, wenn ich Ihm treu bleibe.

In der Bibel steht die Zusage: *„Ich bin gewiss, dass weder Tod noch Leben, weder Engel noch Mächte noch Gewalten, weder Gegenwärtiges noch Zukünftiges, weder Hohes noch Tiefes noch irgendein anderes Geschöpf uns scheiden kann von der Liebe GOTTES, die in JESUS CHRISTUS ist, unserem HERRN.“*[15]

Auch kein Virus, keine Krankheit und kein Tod können uns von dieser Liebe Gottes scheiden, wenn wir zu JESUS CHRISTUS gehören und in Ihm bleiben!

Darauf verlasse ich mich. Darauf vertraue ich in Gesundheit und in Krankheit, im Leben und im Sterben.

Lieber Leser, liebe Leserin, haben Sie auch diese Hoffnung? Wissen Sie auch, wo Sie nach dem Sterben hinkommen? In den Himmel oder in die Hölle? In den Ort ewiger Freude oder in das Feuer ewiger Qual ?

Kein Mensch kann aus eigener Kraft errettet werden und in den Himmel gelangen. Er braucht die Vergebung der Sünden und die Reinigung seines Herzens durch Gottes Sohn JESUS CHRISTUS.

---

[15] Die Bibel: Römerbrief Kapitel 8, Verse 38-39.

Ergreifen auch Sie die ausgestreckte Hand GOTTES! Er will, dass jeder Mensch gerettet wird und zur Erkenntnis der Wahrheit kommt. Treffen Sie eine bewusste Entscheidung für JESUS CHRISTUS!

Wie geht das? Bekennen Sie GOTT Ihre Sünden und Ihr Versagen. Nehmen Sie JESUS CHRISTUS in Ihr Herz auf und ändern Sie Ihre Gesinnung. Durch den Glauben an IHN finden Sie wahren Lebenssinn und erfahren Geborgenheit in allen Situationen des Lebens, auch inmitten von Seuchen und Katastrophen.

In der Bibel steht geschrieben: *„So hat GOTT die Welt geliebt, dass Er Seinen eingeborenen Sohn gab, damit jeder, der an Ihn glaubt, nicht verlorengeht, sondern das ewige Leben hat.“*[16]

Sie können JESUS CHRISTUS in Ihr Herz aufnehmen, indem Sie zum Beispiel folgendes Gebet ganz bewusst und ehrlich sprechen:

„Lieber HERR JESUS CHRISTUS! Ich habe bisher ohne Dich gelebt. Jetzt habe ich Angst und weiß nicht, wo ich nach dem Tod sein werde. Ich bitte Dich: Schenke mir den Glauben an Dich und die Liebe zu Dir. Reinige mein Herz von aller Sünde und Unreinheit. Vergib mir meine Schuld. Komme Du durch Deinen Heiligen Geist in mein Leben. Schenke mir Geborgenheit, damit ich keine Angst inmitten der Katastrophen dieser Welt haben muss und gewiss weiß, dass ich nach dem Tod in Dein wunderbares Himmelreich gelange. Mit Deiner Hilfe will ich Dir dienen mein Leben lang. Amen.“

---

[16] Die Bibel: Johannesevangelium Kapitel 3, Vers 16.

Wie geht es weiter:

Lesen Sie täglich in der Bibel, Gottes Wort.

Beten Sie zu GOTT im Namen JESU CHRISTI.

Suchen Sie eine bibeltreue Gemeinde in Ihrer Gegend, in der GOTTES Wort, die Bibel, oberste Autorität ist.

Gott segne Sie!

Dr. Lothar Gassmann
www.L-Gassmann.de

Corona – wie die Krise zur Chance werden kann!

Das Jahr 2020 begann mit riesigen Bränden in Australien und furchtbaren Heuschreckenschwärmen in Afrika. Darauf folgte die weltweite Ausbreitung des Corona-Virus Covid 19.

Die Angst vor der Ausbreitung dieses gefährlichen Virus hat fast auf der ganzen Erde zu Maßnahmen geführt, wie wir diese seit dem Zweiten Weltkrieg noch nie erlebt haben: Versammlungsverbot, Schulschließungen, Ausgangssperren, weitgehende Lahmlegung der Wirtschaft.

Mit dem Versammlungsverbot kam auch das Verbot von öffentlichen Gottesdiensten, was es selbst in Kriegszeiten in dieser Weise noch nie gab.

Corona – dieses Wort steht für eine in unserer Generation noch nie zuvor erlebte Krise! Zugleich halten es viele Christen für ein deutliches Reden Gottes in der Endzeit, für einen vielleicht letzten Ruf zur Umkehr.

Aber nun kommt die *gute* Nachricht: *Diese Krise kann auch zur Chance werden* – und zwar mindestens in dreifacher Weise:

Eine Chance für unser Volk und die Völker weltweit

Eine Chance für unsere Familien

Eine Chance für die Mission

Werden wir diese Chance ergreifen, bevor es zu spät ist?

Dr. Lothar Gassmann und Reiner Wörz sind Theologen und Endzeit-Experten. Sie legen gemeinsam eine Analyse und Hilfestellung zur dramatischen aktuellen Lage vor.